I0077365

DU

SOULÈVEMENT DE L'ARTÈRE SOUS-CLAVIÈRE

ÉTUDIÉ

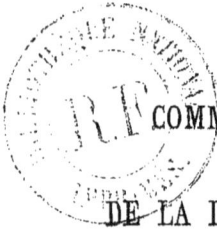

COMME SIGNE DIAGNOSTIQUE NOUVEAU

DE LA DILATATION SUPÉRIEURE DE L'AORTE

PAR

Le D' Ernest–Marcelin FAURE,

Ancien interne lauréat des hôpitaux de Paris.

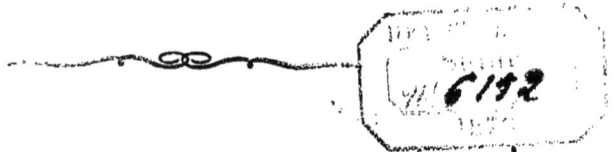

PARIS

P. ASSELIN, successeur de BÉCHET jeune et LABÉ,

LIBRAIRE DE LA FACULTÉ DE MÉDECINE

Place de l'Ecole-de-Médecine.

1878

DU

SOULÈVEMENT DE L'ARTÈRE SOUS-CLAVIÈRE

ÉTUDIÉ

COMME SIGNE DIAGNOSTIQUE NOUVEAU

DE

LA DILATATION SUPÉRIEURE DE L'AORTE

La base du cou et la région carotidienne sont, dans certaines affections de l'appareil circulatoire, le siége de battements artériels que l'on explique tantôt par une plus grande impulsion cardiaque, tantôt par un abaissement de la tension artérielle ; que l'on attribue enfin à des sinuosités anormales décrites par les carotides et violemment redressées par le passage de l'ondée sanguine. Ce sont ces battements que nous voulons étudier ; ils indiquent une modification du système artériel dont la nature et les progrès sont, pour ainsi dire, suivis pas à pas par l'examen du système en question.

J'ai déjà traité ce sujet dans un mémoire inséré dans les *Archives* ; de nouveaux documents me permettent aujourd'hui de présenter un travail plus complet.

Cet état appartient-il exclusivement aux dilatations
de l'aorte, ne peut-il pas se présenter dans d'autres
cas d'ectasie cardiaque? Le fait est que je ne l'ai vu
indiqué dans aucune des nombreuses observations de
maladies du cœur que j'ai interrogées; comme symp-
tôme propre à la dilatation de l'aorte, il ne paraît pas
avoir jusqu'ici attiré l'attention d'une manière bien
nette; c'est vainement que j'ai cherché dans les
auteurs anciens et dans beaucoup de livres modernes
des plus recommandés quelque renseignement ayant
trait à ce sujet, et même je remarque qu'il paraît avoir
tout à fait échappé à l'attention dans la relation toute
récente et d'ailleurs fort détaillée d'un cas de mort
subite par rupture de l'aorte dilatée. (In Arch. 1872.)

I

Mais il est important de revenir, en quelques mots,
sur l'anatomie et la physiologie des organes intéressés;
je veux parler surtout des tuniques artérielles externe
et moyenne.

La tunique externe, *cellulosa propria*, de Haller,
tunique adventice, est formée par l'intrication de
fibres conjonctives et de fibres élastiques de la variété
fine. Par sa surface, elle est en rapport avec l'atmo-
sphère celluleuse des vaisseaux; elle constitue une
sorte de périoste aux tuniques plus internes, et sert à
la dissémination des vaisseaux qui doivent leur apporter les matériaux de nutrition.

La tunique moyenne musculo-élastique est con-
stituée par des plans annulaires de fibres cellules

mesurant de 50 à 70 µ, et par du tissu élastique repré-
senté par des lames, des fibres, de la matière amorphe distribuées de différentes manières, suivant le
calibre du vaisseau. Plus la paroi que l'on considère
est rapprochée du cœur, et plus la prédominance du
tissu élastique sur le tissu musculaire est manifeste ;
c'est à peine s'il est besoin de recourir au microscope
pour le constater. Dans les gros vaisseaux, le tissu
élastique, formant de grandes cloisons, entoure et
limite des loges comblées presque complètement par
de la matière amorphe appartenant encore au tissu
élastique, et par de très-rares fibres-cellules. La description de ces parois et les figures de leur structure,
données par Guimbert, sont la transcription exacte de
la vérité. En pénétrant profondément dans l'épaisseur
du vaisseau, la couche élastique fait un lacis, une
trame, sorte de membrane intermédiaire, fenêtrée,
striée, plissée longitudinalement, qui sépare la couche
élément élastique de la couche épithéliale de la tunique
interne ; elle ne reçoit pas de vaisseaux propres.

C'est dans la tunique moyenne que résident les deux
grandes propriétés des artères : élasticité et contractilité. En effet, la physiologie montre que l'élasticité
artérielle est le facteur principal de la circulation ;
c'est elle qui est chargée de transmettre petit à petit,
et au fur et à mesure des besoins, la somme de mouvement fourni par le ventricule.

M. le professeur Marey a fait l'expérience suivante :
Aux deux tubulures d'un flacon sont adaptés deux
tubes d'égale section, mais dont l'un est en tissu élastique et l'autre d'une substance rigide ; si l'on renverse

le flacon, il se vide par les deux tubes avec un débit
égal pour chacun d'eux ; mais, si l'on vient à inter-
rompre l'écoulement par intervalles rapprochés, c'est-
à-dire à le rendre intermittent, on constate alors une
différence dans les débits des deux tubes, et cette différence est à l'avantage du tube élastique. Ce résultat
pouvait être prévu, étant connues les lois d'hydrosta-
tique qui règlent l'écoulement des liquides ; mais la
démonstration expérimentale n'en est pas moins sais-
sissante, et elle éclaire d'un jour bien vif l'étude des
phénomènes qui nous occupent.

Le rôle de la contractilité est bien plus restreint ; il
consiste surtout à régler et à modifier les circulations
locales. Aussi, au contraire des agents élastiques pla-
cés en principe à la base de la circulation, voit-on les
agents contractiles situés aux extrémités, pour ainsi
dire, des territoires circulatoires, comme des vannes
automatiques, chargés de régler le débit à leur gré.

Il suit de cette disposition que l'on doit bien plutôt
considérer chaque section du système artériel, surtout
des grosses artères, comme un réservoir élastique et
contractile, assez semblable à la poche de caoutchouc
des appareils à pulvérisation, que comme une portion
de canal ouverte passivement à ses deux extrémités ;
et l'effort de la tension sanguine s'exerce aussi bien
suivant le diamètre du vaisseau que dans le sens de
son axe, de sorte que la circonférence et la longueur
augmentent du même coup.

La différence de structure aux différentes régions de
l'arbre artériel a une grande influence sur le mode de
réaction des vaisseaux altérés contre la tension san-

guine. Étant données des conditions de lésions iden-
tiques, tandis que l'artère fémorale, grâce à la résis-
tance de sa puissante tunique musculaire, n'aura cédé
que très-peu en diamètre, la crosse de l'aorte, au contraire, dès que la lésion aura supprimé l'élasticité, res-
tant désarmée, pour ainsi dire, contre la force concen-
trique qui tend à la dilater, cédera de telle sorte que
son volume deviendra double ou triple. Il faut ajouter,
d'ailleurs, que les altérations portent beaucoup plus
communément sur la base du système artériel que sur
sa partie terminale.

C'est en particulier ce qui s'est présenté dans le cas
si remarquable de rupture de l'aorte à son origine
rapporté en ces termes : « L'aorte ayant conservé ses
dimensions normales était déchirée dans toute sa lar-
geur à une demi-ligne au-dessus de sa sortie du ventricule gauche, la membrane moyenne était ramollie
et à la naissance du tronc brachio-céphalique se trou-
vaient quelques plaques calcaires. Le ventricule
gauche hypertrophié avait des parois de 11 lignes d'é-
paisseur. Les valvules étaient toutes exemptes d'altérations. (In Arch., t. III, 1838.)

Cette observation curieuse et si bien détaillée d'ailleurs ne fait aucunement mention de la lésion en
question ici.

C'est précisément sur les conséquences très-sensibles
de ces diverses conditions de structure, de physiologie,
et de pathologie dans l'appareil aortique que nous
désirons attirer l'attention, pour fixer le diagnostic de
la dilatation de l'aorte.

II

S'il est en général facile de reconnaître l'existence d'une dilatation anévrysmatique de la crosse de l'aorte quand la dilatation forme une dilatation considérable, il est presque toujours dans l'histoire de ces maladies une période pendant laquelle des troubles fonctionnels presque seuls indiquent une lésion ; d'autre part, la continuation de la fonction presque normale de l'aorte n'est pas absolument incompatible avec l'existence de certaines lésions de cet organe.

Le fait est que, par le seul progrès de l'âge, l'aorte subit une déformation dont la fréquence est si grande qu'elle peut presque passer pour normale.

Seulement, et c'est là qu'est bien manifeste le rôle des tuniques élastiques de l'aorte dans les cas nombreux où le vaisseau, non altéré dans sa base, a uniquement subi une dilatation résultant des longs efforts de la tension sanguine, si l'on dégage du problème tout ce qui doit être attribué à la sénilité du cœur lui-même, on reconnaît que le vaisseau, bien que légèrement altéré dans sa forme, a conservé sa fonction et l'accomplit presque naturellement.

III

Rapprochons de ces faits ceux où les tuniques aortiques, touchées par les diverses dégénérescences auxquelles elles sont exposées, ont perdu leur élasticité.

Bien longtemps avant d'être dilatées d'une façon

sensible, bien longtemps avant que le vaisseau ait atteint ces dimensions que nous voyons encore compatibles avec un service régulier chez le vieillard d'ailleurs sain, ces parois artérielles sont déjà incapables
de remplir leur mission. Il survient dans la circulation
des troubles sur lesquels nous désirons attirer l'attention comme signes de l'altération des tuniques aortiques.

Ces troubles circulatoires du début sont surtout subjectifs. Le malade se plaint d'une douleur en barre ou
en ceinture, d'un sentiment d'angoisse résultat d'une
insuffisance de la circulation. Les grandes fonctions,
digestion, respiration, circulation, sont pour ainsi dire
réglées par des sensations intimes que Bichat a si bien
décrites et désignées sous le nom de Besoins ; c'est la
non-satisfaction du besoin de respirer qui constitue
l'angoisse de l'asthme, c'est l'accomplissement insuffisant de la fonction aortique qui amène l'angoisse circulatoire.

Ces sensations pénibles, indéfinissables pour la plupart des malades, se touchent naturellement de près ;
pour un esprit peu exercé à l'analyse physiologique,
la confusion dans l'appréciation et la description du
phénomène n'est que trop facile. De sorte que, bien
souvent, le médecin, entraîné par les démonstrations
convaincues de son malade, a de la peine à distinguer
d'un accès d'asthme, que celui-ci accuse, ce qui n'est
que la conséquence d'une altération des parois aortiques.

Dans ces cas, la paroi aortique, devenue inerte,
constitue un véritable obstacle à la circulation arté

rielle, et le cœur, placé derrière elle, ressent de trois manières les conséquences de ces mauvaises conditions de fonctionnement. D'abord il s'engoue, puis il se dilate, et enfin il *boite*, si je puis me servir de cette expression, qui, comme on le verra bientôt, trouve ici sa véritable acception. Il s'engoue parce que l'ondée ventriculaire, restée de même volume, lancée dans le système artériel avec sa fréquence habituelle, rencontre un empêchement à sa pénétration dans ce système. A l'état normal, en effet, grâce à l'élasticité des parois aortiques, la tension artérielle cède, pour ainsi dire, pas à pas devant la tension intra-ventriculaire, celle-ci est toujours supérieure à celle-là, mais supérieure juste de ce qu'il faut pour qu'elle l'emporte. Dans les cas qui nous occupent, au contraire, l'ondée ventriculaire trouve, il est vrai, au moment où elle pénètre dans l'aorte, une tension moindre que celle qui s'y rencontre à l'état normal; mais bien vite elle élève cette tension à son niveau même. Il n'y a plus ce recul de la tension aortique devant la tension ventriculaire; il y a, au contraire, des parois rigides, maintenant dans l'aorte la pression à un degré toujours égal à celui que peut fournir ie cœur. C'est alors qu'à la palpation du cœur, on perçoit une sensation singulière qui vient remplacer la sensation normale du choc brusque correspondant à la contraction ventriculaire. Ce choc semble dédoublé; il est moins frou, plus allongé; on sent que la paroi ventriculaire prolonge son effort.

L'auscultation du cœur donne alors des indications qui correspondent complètement à ce que donnait la palpation ; les deux bruits sont bien frappés, ils ont conservé leur timbre et leur intensité.

Ils ne sont pas déplacés, mais, au lieu de se succéder presque immédiatement et de précéder le grand silence, ils sont séparés par un temps correspondant à cet effort prolongé du ventricule que la palpation a fait apprécier. L'occlusion des valvules aortiques ne se fait que vers le cinquième ou sixième du temps total accordé à chaque évolution cardiaque, et le grand silence se trouve réduit d'autant. Le petit silence, ainsi prolongé, est occupé par une sensation bien difficile à définir.

Ce qui lui ressemble le plus est le frémissement cataire. Mais, sachant que le frémissement cataire est produit par la succession des vibrations de la fibre musculaire correspondant à chaque secousse, sachant d'un autre côté que le muscle cardiaque, en vertu de ses particularités de structure et d'innervation par une seule vibration en secousse, et par conséquent ne peut donner lieu à un pareil bruit, nous nous abstiendrons de caractériser davantage cette sensation, nous contentant de dire qu'il semble que le cœur vacille sous l'oreille, comme nous l'avons dit plus haut.

Ce bruit ou frémissement est encadré par deux bruits normaux, qui peuvent être frappés avec toute la netteté désirable ; ceci est important, parce que le même prolongement du petit silence, le même vacillement du cœur dans sa systole ventriculaire, peuvent être observés dans les rétrécissements de l'aorte ; mais alors le souffle caractéristique sera perçu, et au niveau de l'orifice et dans les gros vaisseaux, tandis que dans la

dilatation de l'aorte, au début surtout, dans cette première période caractérisée presque exclusivement par
la perte de l'élasticité des parois, rien de pareil ne se
produira.

A mesure que les difficultés de la déplétion ventriculaire augmentent, le cœur se dilate et s'hypertrophie ;
rien là qui ait besoin d'être discuté, mais bientôt ap-
paraît un caractère qui est probablement spécial à
cette phase de la dilatation de l'aorte, tandis que dans
les lésions des orifices il n'arrive que beaucoup plus
tard : nous voulons parler de ces contractions incom-
plètes, qui ont été décrites sous le nom de faux pas du
cœur, puis du phénomène de dédoublement des bruits,
véritable batterie cardiaque qui, sans être constante,
paraît devoir être rattachée ici à la lésion de l'aorte au
voisinage immédiat des artères coronaires.

On sait que Erichsen a fondé une théorie du rhythme
cardiaque sur l'irrigation intermittente du muscle. Il
faisait intervenir une prétendue occlusion des orifices
des artères coronaires cardiaques par les valvules sygmoïdes accolées aux parois aortiques au moment de la
systole ventriculaire. La disposition anatomique réci-
proque des valvules sygmoïdes et des orifices des artères coronaires ne laisse pas subsister la théorie ;
mais les expériences qu'Erichsen a instituées demeu-
rent acquises, et elles démontrent que non-seulement
la suppression, mais la diminution notable de l'irrigation continuelle dans le muscle cardiaque entraîne des
irrégularités dans le rhythme de ces contractions.

Or, quelles dispositions expérimentales peuvent réa-
liser mieux que les lésions organiques qui nous occu-

pent, cette condition de diminuer l'irrigation cardiaque?

Non-seulement, comme nous l'avons vu plus haut, le débit est moindre, la quantité de sang lancée en un temps donné par le cœur dans le calibre artériel est plus petite, mais encore cette poche à parois inertes est incapable d'imprimer au sang qu'elle contient l'impulsion nécessaire à sa progression dans les petits vaisseaux, et les coronaires cardiaques seront naturellement les premières à éprouver les effets de cette lésion fonctionnelle, en raison de leur situation même, outre que leur embouchure dans l'aorte les expose grandement à participer aux lésions des parois aorques, lésions qui chez elles, selon la remarque que M. Barth fait à propos de l'athérome des petites artères, les expose plus au rétrécissement qu'à la dilatation.

Il résulte de toutes ces conditions que, soit les deux coronaires cardiaques également, soit l'une plus que l'autre, pourraient voir diminuer considérablement leur débit par le fait de la dégénérescence aortique, et, en même temps que le rhythme des mouvements du cœur pourra présenter des altérations de deux ordres, reconnaissant les unes et les autres comme cause ce processus, qui a été exposé par M. Goubert pour expliquer la claudication intermittente des chevaux.

Pour que la comparaison soit plus complète entre ce que l'on observe comme résultat des rétrécissements de l'aorte lombaire ou des artères qui lui font suite, et ce que nous exposons sous le nom de boiterie du cœur, à côté de ces cas où l'obstruction portant sur l'aorte amène une paraplégie momentanée, frappant pour vingt ou trente minutes tout le train de derrière de l'animal affecté, M. Charcot a observé chez un homme atteint d'une oblitération de l'artère iliaque primitive droite des accès de paralysie douloureuse provoqués par un excès de marche, cessant par le repos, et claudication intermittente.

Pour le cœur, la scène est la même. Si les deux coronaires ont leur fonctionnement également atteint, le rhythme est modifié pour les deux cœurs en même temps ; il y a faux pas, hésitation du cœur ; mais il n'y a pas dédoublement des bruits.

Au contraire, quand une des artères coronaires seule, ou beaucoup plus que l'autre, a son calibre rétréci, le cœur auquel est attribuée sa distribution est seul, ou presque seul, à altérer son rhythme, l'autre suivant la mesure normale. C'est alors qu'il y a véritable dédoublement des bruits cardiaques, phénomène qui ne nous semble explicable qu'en acceptant cette manière de voir.

Enfin, à côté de ces signes fonctionnels, propres à signaler le début de l'altération aortique, il est une modification des parties les plus centrales du système artériel qui, résultant directement de la lésion, indique à chaque moment, pour ainsi dire, où en est le siége. Ce signe, déjà indiqué par Hunter, c'est la disposition des artères voisines du cœur qui deviennent flexueuses et sinueuses dans la dilatation de l'aorte.

Il résulte d'une étude que nous avons faite de ce

phénomène et d'observations ultérieures, que ces sinuosités, ces fluxuosités, ces déplacements qui ont été
signalés par nous, dans un mémoire publié par nous en
1873 dans les *Archives générales de Médecine*, recon-
naissent presque exclusivement pour cause la dilatation de l'aorte, et non pas un allongement portant sur
leurs parois même à elles, sous-clavières ou carotides.

IV

Notre attention avait été attirée sur ce point par l'observation d'un homme de 45 ans, qui entra en 1872 dans
le service de M. Laboulbène, à Necker, pour des douleurs vives dans l'épaule et le membre supérieur droit,
des vertiges. Chez cet homme il y avait une dilatation
de l'aorte, compliquée d'insuffisance et de rétrécissement de l'orifice. Le côté droit du cou, les régions ca-
rotidiennes et sus-claviculaire montraient des pulsations manifestes. Cet homme resta peu de temps à
Necker, mais nous pûmes retrouver les mêmes battements sus-claviculaires chez six autres malades affectés de dilatation aortique.

Nous avons eu occasion, à deux reprises, de mesurer les sous-clavières de sujets affectés de dilatation
anévrismatique de l'aorte ; quoique n'ayant pas vu ces
sujets vivants, la disposition des vaisseaux du cou
était telle, qu'ils devaient présenter certainement pendant leur vie le signe que nous allons décrire plus
loin ; en faisant la récapitulation aussi exacte que possible des longueurs des deux portions des sous-clavières, il nous a été démontré que ces deux vaisseaux

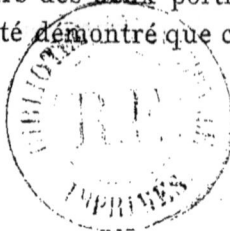

n'avaient rien gagné de bien appréciable dans leurs dimensions en longueur, pas plus que les carotides.

Cherchons donc la cause de ces modifications, parce qu'elle est importante.

Chez un individu bien portant la région sus-claviculaire n'offre pas de pulsations artérielles. Son relief est plus ou moins modifié par la respiration, par l'effort, par l'expansion pulmonaire ou la replétion veineuse, mais rien d'extérieur ne vient trahir la présence de la sous-clavière ; cette artère, profondément située sous les aponévroses cervicale, moyenne et superficielle, et la couche cellulo-adipeuse, dédoublée pour loger le peaucier, de plus, masquée en partie par la clavicule, occupe le fond peu accessible d'un petit triangle limité en dedans par le sterno-mastoïdien, en bas par la clavicule, en haut et en dehors par le muscle omoplatohyoïdien. Elle n'a qu'un trajet très-court, presque rectiligne entre l'interstice des scalènes et la partie moyenne de la clavicule.

Pour toutes ces causes, les pulsations de l'artère sous-clavière n'arrivent pas à ébranler la peau ; pour la sentir battre et la comprimer, il faut enfoncer le doigt derrière la clavicule, en arrière et en dehors du tubercule d'insertion scalène antérieur. A ce niveau, normalement, l'artère est immédiatement appliquée sur la première côte, qui porte même une empreinte correspondante du passage de l'artère. Il en est tout autrement chez le genre de malades dont il est ici question, chez les sujets d'un embonpoint ordinaire, dont le cou ne présente pas de développement veineux exagéré, la région sus-claviculaire faisant un mouvement on-

dulatoire qui commence sous le bord externe et postérieur du sterno-mastoïdien et vient mourir sous la
clavicule. C'est une saillie demi-cylindrique qui se
forme brusquement à chaque systole et s'affaisse pendant la diastole aussi rapidement qu'elle s'est formée;
il semble qu'un ressort vient de se détendre sous la
peau en la soulevant depuis le bord postérieur du
sterno-mastoïdien à 2, 3, 4, 5 centimètres au-dessus
de la clavicule, jusqu'à la partie moyenne de cet os.
Au-dessus et au-dessous de ce soulèvement la peau
reste immobile.

Chez les sujets gras, chez ceux dont le système veineux cervical est dilaté outre mesure, au lieu de ce
battement sec et limité, c'est un mouvement sec ondulatoire qui se produit sous le bord postérieur du
sterno-mastoïdien, et qui vient mourir sous la clavicule.

Ce phénomène est indépendant de la respiration,
on ne peut l'attribuer à un reflux veineux coïncidant
avec l'inspiration, dont on connaît l'influence sur le
cours du sang dans les veines du cou. D'ailleurs, il
n'est modifié ni par la compression des jugulaires, ni
par celle des veines du bras. Enfin, rien n'est plus facile que de le distinguer du pouls veineux par le caractère de soudaineté qu'il possède et par la direction
suivant laquelle il se produit; direction plutôt horizontale, qui croise la direction verticale des soulève-
ments dus à la régurgitation veineuse. Il suffit d'ap-
pliquer la main sur la région pour lui assigner sa cause
et se convaincre qu'il est dû au passage de l'ondée sanguine dans une grosse artère. Quand, cherchant la

sous-clavière à sa place, sous la première côte en arrière et en dehors du tubercule du scalène antérieur,
on ne l'y trouve pas ; quand, comprimant sur le trajet
de la pulsation on diminue ou supprime le pouls radial, on demeure bien convaincu que ce gros vaisseau
est la sous-clavière.

En pratiquant cette compression, alors qu'on dé-
prime légèrement la paroi sous-clavière, on perçoit
deux frémissements vibratoires. Le premier, plus
intense, coïncide avec la systole cardiaque. Il est évidemment produit par le passage rapide de l'ondée
sanguine centrifuge. Le second, diastolique, d'une intensité variable, est déterminé par le retour du sang
vers le cœur ; il manque dans un cas particulier qui
sera spécifié plus tard.

Enfin, si l'on ausculte la région, on entend deux
bruits de souffle en rapport avec les frémissements
vibratoires déjà signalés. Le second souffle manque
quand le second frémissement fait défaut.

Obs, I. — Insuffisance et rétrécissement aortiques, insuffisance mitrale, dilatation de l'aorte, battements des vaisseaux du cou retardant sur
les battements du cœur; sous-clavières déplacées élevées dans la région
sous-claviculaire. Accès de palpitations déterminant des douleurs vives
dans la distribution des nerfs thoraciques supérieurs et brachial cutané
interné.

Janelois, tailleur de pierre, entré le 14 mai (Necker, salle
Saint-André, 21.

Douleurs dans les épaules, angoisse respiratoire, impossibilité de travailler. Constitution robuste, pas d'antécédents
héréditaires, rhumatismaux, syphilitiques ou autres. Il a eu
des habitudes alcooliques, mais il les a abandonnées depuis

longtemps. Il n'a pas de tremblement caractéristique des mains, mais les bras quand il les étend, sont comme secoués à chaque pulsation cardiaque.

Depuis quatre mois, à la suite de tout exercice, même modéré, il a des palpitations accompagnées de douleurs à la partie supérieure et antérieure de la poitrine, à la face interne des bras et dans les avant-bras.

Etat actuel. Voix cassée, presque éteinte ; cette altération de la phonation a caractérisé le début des accidents ; les yeux sont saillants, brillants, humides, la conjonctive paraît soulevée par un léger chémosis séreux. Battements intenses de toutes les artères superficielles. A chaque contraction cardiaque, ébranlement de toute la région précordiale et soulèvement du second espace intercostal droit par une sorte de mouvement ondulatoire ; choc de la pointe dans le septième espace, très en dehors du mamelon, pulsations épigastriques violentes.

Matité du cœur très-étendue, continue avec celle du foie, limitée très-confusément à gauche. Elle déborde le sternum dans le deuxième espace intercostal et sur la troisième côte droite. _

Au niveau de l'orifice aortique, deux souffles très-nets. Le premier est systolique, il a le caractère expulsif et se propage dans l'aorte. Il semble se renforcer dans le deuxième espace intercostal droit, à 2 ou 3 trois centimètres en dehors du sternum.

Le second souffle est diastolique. Il a le caractère de régurgitation. Il est plus intense au niveau de l'orifice aortique et se propage vers la pointe en s'affaiblissant.

A la pointe, souffle systolique, né sur place, en partie couvert par le souffle de la base.

En arrière, le long du rachis, souffle systolique perceptible jusqu'au niveau des dernières vertèbres dorsales. Tous les points où les artères sont peu profondes, région cervicale, triangle de Scarpa, etc., sont animés de battements très-visibles.

Mais signalons d'une manière particulière ce qui a surtout attiré notre attention. Des deux côtés du cou, à chaque systole, la peau est soulevée, puis elle s'affaise comme mue par la détente d'un ressort dirigée de dedans en dehors et de haut en bas, de manière à former avec la clavicule un angle de près de 45°. On ne supprime pas ce mouvement en pressant sur la première côte, immédiatement en arrière et en dehors du tubercule d'insertion du scalène antérieur. On ne sent rien battre entre le doigt et le plan osseux, preuve que la sous-clavière n'est plus à sa place. Au contraire, on arrête ce mouvement, ainsi que le pouls radial, en comprimant de dehors en dedans et de haut en bas sur le scalène postérieur, à plus de 2 centimètres et demi au-dessus de la première côte, ce qui prouve que la sous-clavière est bien au-dessus du point où elle se trouve à l'état normal. Pendant la pression ainsi exercée, on perçoit des battements énergiques et l'ont sent sous le doigt un cordon charnu, probablement le muscle omoplato-hyoïdien, lequel à l'état normal est, comme on le sait, au-dessus de l'artère et qui dans ce cas particulier serait au contraire au-dessous du vaisseau ; plus profondément on reconnaît facilement les cordons du plexus brachial, et, fait bien remarquable, le malade éprouve, quand on presse un peu, des douleurs tout à fait semblables à celles qui accompagnent les accès de palpitations.

Le vaisseau donne au doigt la sensation d'un double mouvement vibratoire intermittent, rude, comparable à celui d'une corde de basse, mais infiniment plus marqué pendant la systole que pendant la diastole. L'auscultation de l'artère permet de saisir deux bruits correspondant à cette sensation; le premier bruit plus fort que celui de l'orifice aortique et plus faible que le souffle perçu dans le deuxième espace intercostal droit ; le second plus doux, mais aussi intense que le souffle diastolique de la base. Ces différents phénomènes semblent retarder sur ceux qui leur correspondent dans l'évolution du cœur.

A la crurale, double impulsion et double souffle, pouls à caractère aortique, égal des deux côtés. Appareil respiratoire normal, urines ordinaires.

Le malade est soumis au repos absolu ; il prend du quinquina et de la digitale. Les lésions ne se modifient pas, mais l'état général s'améliore sensiblement, les crises diminuent de fréquence et d'intensité. Toutefois, un soir, après un repas trop copieux nous le vîmes pris d'un accès des plus douloureux ; d'abord ce furent des palpitations de plus en plus violentes, puis survint un véritable tumulte cardiaque, le pouls s'éleva à 116-120, des douleurs lancinantes, déchirantes, parcouraient les bras et les avant-bras ; des fourmillements intolérables tourmentaient les mains. Les régions pectorales étaient le siége de phénomènes douloureux analogues. Mais, chose singulière, au milieu d'une si grande perturbation il n'y eut aucun signe de dyspnée. Les inspirations étaient à peine un peu plus fréquentes, le murmure vésiculaire était normal ; loin qu'il y eût de l'orthopnée, au contraire le malade se raidissait en arrière avec effort. Il y eut plusieurs accès du même genre, mais beaucoup moins marqués.

Le 17 septembre, Janelois se trouvait très-soulagé; il sortit sur sa demande.

Obs. II. — Insuffisance et rétrécissement de la mitrale ; rétrécissement relatif de l'orifice aortique dont les valvules sont suffisantes, dilatation aortique, soulèvement symétrique des sous-clavières qui impriment à la région des pulsations énergiques. Frémissrment et souffle dans ces vaisseaux, aux deux temps de la révolution cardiaque, alors qu'à la base du cœur le second bruit est nettement frappé ; léger retard des battements de la sous-clavière sur ceux du cœur.

Hantz, cocher, âgé de 59 ans, ancien rhumatisant alcoolique, est depuis trois ans dans une alternative constante de

Faure.   2 bien et de mal et dans un état voisin de l'asystole depuis près d'un mois.

Etat le 15 mars à l'entrée du malade dans le service de M. Laboulbène.

Cyanose, œdème considérable des membres inférieurs, de la paroi abdominale, du scrotum; ascite, pouls petit, irrégulier, très-fréquent, tumulte cardiaqne tel qu'il est impossible de distinguer de bruit valvulaire; ébranlement de la totalité de la paroi thoracique gauche, orthopnée, urines fortement albumineuses.

Traitement : 1 gramme de bromure de potassium, 125 grammes de vin de quinquina, julep avec 10 centigrammes de poudre de digitale, tous les deux jours eau-de-vie allemande et sirop de nerprun : de chaque 20 grammes.

Sous l'influence de ce traitement les phénomènes précédents s'amendent, le cœur se calme. Vers la fin du mois on peut examiner complètement le malade.

Ebranlement de la partie thoracique gauche, impossibilité de déterminer le lieu du choc de la pointe, battements épigastriques énergiques.

Matité sur une longueur de 18 centimètres de la base à la pointe, dépassant la ligne du mamelon à gauche et le bord du sternum à droite, pas de frémissement cataire à la pointe.

Dans le second espace intercostal droit, double frémissement traduit à la vue par une seule ondulation bien constatée, au moyen d'un petit levier de papier collé sur la peau.

A la pointe, souffle systolique très-net, bruit diastolique très-sourd ; pendant le grand silence, murmure confus, sorte de roulement qui ne se termine pas, mais se confond avec le souffle systolique. A la base, souffle systolique évident, mais peu intense. Bruit diastolique très-net, d'une ampleur excessive.

Dans le second espace intercostal droit, les deux bruits se

renforcent, le souffle systolique est plus intense quoique plus doux, le bruit diastolique est d'une sonorité remarquable. Il est, pourrait-on dire, au bruit normal ce qu'est le soufle cavitaire à la respiration physiologique et rappelle le bruit du marteau d'eau. Il semble produit dans une caisse de renforcement. On ne peut admettre que ce caractère lui soit imimprimé par une induration des tissus ambiants. Il est absolument superficiel ; autour de lui la respiration est légèrement emphysémateuse, loin de traduire une induration pulmonaire.

La base du cou présente des battements artériels intenses. Le malade est maigre, ses veines ne sont pas dilatées. Aussi voit-on, dans les deux régions sus-claviculaires, se produire à chaque révolution cardiaque, mais retardant un peu sur elle, un soulèvement brusque, puis un affaissement immédiat, suivant une ligne courbe, convexe en haut, depuis le bord postérieur du sterno-mastoïdien à près de 4 centimètres au-dessus de la clavicule jusqu'à la partie moyenne de cet os.

En exerçant une pression légère sur le trajet de ce soulèvement, on perçoit un premier frémissement au moment de de la systole. Au moment de la diastole, un second frémissement se produit qui semble dirigé en sens inverse du premier. L'auscultation donne un souffle systolique, peu intense, suivi d'un bruit diastolique complexe, qui paraît être composé par le retentissement du bruit exagéré signalé plus haut et par un souffle assez fort.

En comprimant sur la première côte, en arrière et en dehors du scalène, on n'arrête pas le pouls radial, on ne sent aucun battement. On peut même faire passer l'index recourbé en crochet jusque derrière la côte, sans suspendre le cours du sang.

La compression exercée sur le trajet du soulèvement à plus de 4 centimètres au-dessus de la première côte arrête les pulsations au poignet. Elle est douloureuse ; on sent rouler entre l'artère et la clavicule un petit corps charnu, le muscle omoplato-hyoïdien, probablement.

Le pouls radial est égal des deux côtés. Il est plutôt mitral qu'aortique. Seufflle crural simple, foie volumineux, œdème pulmonaire ; urines encore albumineuses.

Le 1er novembre, le malade est encore dans la salle ; ni œdème, ni cyanose. Les phénomènes généraux sont considérablement atténués, les lésions locales sont les mêmes, les veines du cou commencent à se développer.

OBS. III, recueillie par M. Hervey, interne de M. le Dr Potain. — Insuffisance mitrale, insuffisance et rétrécissement relatifs de l'orifice aortique, dilatation de l'aorte. Déplacement de la sous-clavière droite, qui bat très-haut dans la région sous-claviculaire et ne peut être efficacement comprimée.

Le nommé Ch..., 52 ans, journalier, de Nancy, est entré le 23 octobre, salle Saint-Louis, 4. Cet homme, d'une constitution robuste, n'avait jamais été malade quand, il y a un an, à la suite d'un travail prolongé dans un endroit humide, il fut atteint d'œdème des bourses et des membres inférieurs. Il avait un peu d'oppression, mais il ne souffrait pas du cœur.

Depuis deux mois, il se plaint de maux de tête, de vertiges, sans perte de connaissance. Il a remarqué que son cou battait et devenait volumineux. Enfin de temps à autre il est gêné par une sensation douloureuse sur le devant de la partie supérieure de la poitrine.

A cette époque, il reçut un coup de timon de voiture dans le dos du côté gauche, et à partir de ce moment il eut des palpitations. Il dut cesser son travail ; quinze jours après survint un œdème des jambes, de la face et du scrotum, qui, comme la première fois, céda rapidement.

Quand il porte une charge, quand il fait des efforts, sa vue se trouble. Il voit les objets de plusieurs couleurs successivement, mais il ne s'est jamais trouvé mal tout à fait.

On constate d'abord qu'il n'y a d'œdème nulle part, et que les urines ne contiennent pas d'albumine.

La respiration est peu gênée, mais le malade accuse un certain degré d'oppression.

Le pouls bat 80, régulier, bondissant, caractéristique d'une insuffisance aortique.

Au cou, largement étalé à mesure qu'il se rapproche de la poitrine, on trouve les jugulaires énormément distendues ainsi que toutes les veines de la partie supérieure de la poitrine. Elles sont soulevées par des mouvements alternatifs de réplétion et d'évacuation qui exagèrent les battements considérables que l'on observe sur le trajet des artères du cou dans le triangle sus-claviculaire.

En explorant ces vaisseaux, on constate que, à 5 centimètres environ au-dessus de la clavicule droite, la compression de l'artère, dans les points où elle est animée par les plus grands battements, diminue notablement les pulsations radiales du même côté, tandis que la compression derrière la clavicule, sur la première côte, n'arrête pas le pouls radial. La sous-clavière est donc manifestement élevée dans son trajet d'au moins 5 centimètres. En comprimant du côté gauche au même niveau, on n'influe pas sur le pouls radial.

Lorsqu'on ausculte la région précordiale, on trouve un double bruit de souffle à la base et un souffle à la pointe, accompagnant le premier temps. Le bord droit du cœur s'étend notablement à droite du sternum. La pointe bat dans le cinquième espace, un peu en dehors du mamelon.

La partie découverte du cœur mesure 8 centimètres, 5 verticalement et 10 transversalement.

Au côté droit du sternum, dans le deuxième espace intercostal, impulsion manifeste aux deux temps : matité réelle du cœur, de la pointe à la base 20 c. 5, transversalement 13 cent. Double souffle dans les crurales, les carotides, la sous-clavière droite et dans l'aorte à gauche de la colonne vertébrale.

La foie ne déborde pas ; pas de râles dans la poitrine ; appétit conservé, selles régulières, un peu de toux.

Dans ces trois observations, la dilatation aortique ne peut être mise en doute. Les battements sus-claviculaires se reproduisent exactement les mêmes ; dans un cas le soulèvement n'existe que du côté droit ; dans les deux autres il est symétrique.

Dans l'observation II, l'auscultation du vaisseau donne un souffle au second temps qui n'existe pas à l'orifice aortique. Deux fois il est noté que la pulsation de la sous-clavière semble retarder sur la contraction cardiaque.

Les trois observations complétées par l'autopsie qui suivent vont parfaitement rendre compte de ces particularités.

OBS. IV. — Anévrysme de la portion initiale et de la crosse de l'aorte sans lésions valvulaires.

Bouvy, 61 ans, entré le 19 juin, mort le 23 juin 1873, salle Saint-André, n° 10, service de M. Laboulbène.

C'est surtout depuis deux mois, à la suite d'un traumatisme, que l'anévrysme s'est développé. Il fait une saillie considérable à gauche du sternum, détermine des phénomènes de compression de la veine cave supérieure. Aucun bruit anormal n'est perçu au niveau du cœur ; sur la tumeur. souffle unique, systolique.

Les deux régions sus-claviculaires présentent le mouvement ondulatoire décrit plus haut ; ce mouvement est bien évidemment dû à la sous-clavière, élevée d'au moins 2 centimètres au-dessus de la première côte, sur laquelle il est impossible de la comprimer, soit à droite, soit à gauche.

La sous-clavière donne au doigt et à l'oreille un frémissement vibratoire et un seul souffle systolique sans retard apparent sur les mouvements du cœur.

Autopsie le 21 juin. — Cœur volumineux, surmonté d'une tumeur qui s'élargit et s'étend dans la partie supérieure du médiastin, de façon à venir presque effleurer à la fourchette sternale.

Les origines du tronc brachio-céphalique, de la carotide, de la sous-clavière gauche sont presque sur le même niveau, à peine à 2 centimètres au-dessous du plan de l'ouverture supérieure du thorax ; le tronc brachio-céphalique se bifurque à 2 centimètres au-dessus de ce plan ; la sous-clavière droite décrit une courbe prononcée, convexe en haut, avant de s'engager entre les scalènes. De même du côté gauche dans l'interstice de ces muscles, les artères sont éloignées de la première côte, d'un bon centimètre à leur sortie de l'intervalle musculaire ; elles décrivent dans la région sus-claviculaire une courbe convexe en haut, telle que sa partie la plus élevée déborde le muscle omoplato-hyoïdien ; cette courbe repose en arrière sur la dernière branche du plexus brachial qu'elle n'atteindrait pas si l'artère avait conservé ses rapports normaux. La dilatation anévrysmatique de l'aorte est comblée par des caillots actifs qui ramènent le calibre artériel à des dimensions presque normales.

OBS. V. — Rétrécissement aortique relatif sans influence. Insuffisance et étrécissement mitral. Dilatation aortique.

Guillermet (Jean), 55 ans, terrassier, entre le 9 avril 1878, mort le 5 mai, salle Saint-André, n° 20, service de M. Laboulbène.

Chez ce malade les sous-clavières font une saillie anor-

male dans les régions sus-claviculaires, qu'elles sous-tendent
à la manière de la corde d'un triangle. Elles sortent de l'interstice des scalènes, à plus de 2 centimètres au-dessus de la
première côte et déterminent les battements décrits plus haut.
On peut appuyer de toute la longueur du pouce sur la
première côte, en arrière et en dehors du tubercule du scalène antérieur, sans arrêter ni modifier le pouls radial.

En déprimant légèrement le vaisseau, on perçoit un frémissement vibratoire intense, systolique, suivi d'un choc
en retour, très-net ; le pouls radial est relativement beaucoup moins dicrote.

A l'ausculation des sous-clavières, souffle systolique très-
fort et très-rude, suivi d'un souffle diastolique moins intense.

Autopsie, le 7 mai. Dilatation aortique considérable dont
le sommet touche presque la fourchette sternale. Les orifices
des trois gros troncs fournis par l'aorte sont presque sur le
même niveau.

Les artères sous-clavières sinueuses, avant de s'engager
entre les scalènes, sont, dans l'interstice de ces muscles, élevées de plus de 1 centimètre 1/2 au-dessus de la première
côte. Dans la région sus-claviculaire, elles dépassent en
haut l'omoplato-hyoïdien et reposent sur la dernière branche
du plexus brachial. L'orifice aortique a des dimensions
presque normales : 8 centimètres de circonférence, ses valvules sont saines, la mitrale est infundibuliforme.

Obs. VI. — Affection cardiaque ancienne, compliquée par une pneumo-
nie. Lésions probables de la mitrale. Insuffisance et rétrécissements probablement relatifs de l'orifice aortique. Dilatation de l'aorte.

Magoyer, 50 ans, blanchisseuse, entrée le 11 octobre 1873,
salle Sainte-Eulalie, n° 13, service de M. Laboulbène.

On note des battements des vaisseaux du cou beaucoup
plus prononcés à droite qu'à gauche.

La région sus-claviculaire droite présente des battements correspondant aux contractions du cœur, quoique retardant un peu sur elles.

Ces pulsations émergent sous le bord postérieur du sterno-mastoïdien à 2 centimètres 1/2 au-dessus de la première côte, traversent la région suivant une ligne courbe, convexe en haut, puis se perdent sous la partie moyenne de la clavicule. Elles sont dues à la sous-clavière, puisque la compression exercée sur le vaisseau qui les produit arrête le pouls radial. Cette compression, assez difficile à pratiquer parce que le vaisseau fuit sous le doigt et se déplace, doit être exercée, pour être efficace, à plus de 2 centimètres au-dessus de la clavicule, sur le plan résistant qu'offre le scalène postérieur.

La compression sur la première côte, en dehors et en arrière de son tubercule, n'influe nullement sur le pouls radial.

En déprimant légèrement le vaisseau on perçoit un double choc, le premier surtout vibratoire. Le second est parfois suivi d'un troisième ébranlement très-confus. A l'auscultation, deux souffles également perçus dans la crurale.

Du côté gauche du cou les vaisseaux semblent être dans leurs rapports normaux.

Autopsie, le 26 octobre. Une injection solidifiable est poussée par l'humérale gauche. Le sac péricardique, énorme, dépasse beaucoup le bord droit du sternum, se renfle supérieurement pour envelopper une tumeur grosse comme le poing qui refoule latéralement les deux poumons. La partie droite de cette masse s'effile en haut pour former un cône allongé, continué par le tronc brachio-céphalique.

Son bord gauche, au contraire, se termine au niveau de la première côte par une courbure qui, dépassant la ligne médiane, vient se terminer sur l'origine du tronc innominé.

Celui-ci n'est pas déplacé latéralement, ou du moins que

très-peu. Il est manifestement repoussé en haut, son origine
est presque au niveau de la fourchette sternale, et sa bifur-
cation a lieu à plus de 3 centimètres au-dessus des limites
inférieures du cou. La carotide et la sous-clavière droite sont
déplacées ; la dernière, dont l'origine est située à peu près
à 3 centimètres au-dessus de la première côte, décrit une
courbure à court rayon, convexe en haut, pour gagner l'interstice des scalènes, dans lequel elle s'engage à un niveau
inférieur à celui de sa naissance. Entre les scalènes, elles est
presque horizontale ; l'espace qui la sépare de la première
côte, un bon travers de doigt, est comblé par un tissu cellulaire lâche, dans lequel elle se déplace facilement ; immédiatement après sa sortie de l'intervalle musculaire elle décrit
une seconde courbe, dont le sommet dépasse très-largement
l'omoplato-hyoïdien et répond en arrière à l'avant-dernière
branche branche du plexus brachial.

En somme, entre son origine et sa terminaison, la sous-
clavière présente deux courbures à convexité supérieure sé-
parées par un trajet surbaissé dans l'interstice des scalènes.
La sous-clavière et la carotide gauche ne sont pas déplacées.
En remontant leur direction, on arrive sur leurs origines,
situées très-en arrière et en dessous de l'origine du tronc
brachio-céphalique.

Hypertrophie considérable du cœur gauche, cœur droit à
peine augmenté de volume.

L'orifice aortique est immédiatement surmonté d'une dilatation de l'aorte, telle qu'elle masque complètement les oreil-
lettes et l'artère pulmonaire, dont l'infundibulum est tiraillé
et allongé.

Le cœur et la dilatation sont ouverts. On trouve de la matière à injection dans le ventricule gauche, ce qui témoigne
de l'insuffisance aortique.

Les valvules sygmoïdes sont saines, la mitrale est légèrement athéromateuse.

La dilatation offre une cavité béante à loger le poing remplie de caillots cruoriques et de matière à injection. La paroi est athéromateuse, non calcifiée, très-amincie par place. La tunique interne est altérée, mais existe partout.

La cavité se termine en haut et à droite par un infundibulum auquel fait suite le tronc innominé.

La carotide gauche part de la paroi postérieure de la poche à plus de 2 centimètres au-dessous de la base de cet infundibulum accolée à la sous-clavière qui naît plus bas encore.

La dilatation commence immédiatement au-dessus de l'anneau aortique, dont les dimensions (7,4) sont normales. Elle se fait si brusquement que la circonférence prise au niveau du bord supérieur des valvules est déjà de 9,4 : 2 centimètres de plus.

Elle augmente ainsi jusqu'à mesurer 23 centimètres de circonférence en négligeant les dilatations partielles, entées sur l'ectasie principale au-dessous de l'embouchure du tronc brachio-céphalique. Elle reste la même pendant un court trajet sur lequel est greffé l'infundibulum qui donne naissance au tronc innominé. C'est là son point le plus élevé. Immédiatement après avoir fourni cette grosse artère, la paroi postérieure s'abaisse brusquement.

La longueur de la paroi postérieure de la dilatation est de 20 centimètres ; celle de la paroi inférieure est de 12 centimètres seulement.

L'origine du tronc brachio-céphalique est éloignée de 10 centimètres de l'anneau aortique. La dilatation cesse un peu au-dessous du point où l'aorte commence à s'engager en arrière de l'œsophage. Le reste de l'autopsie n'offre aucun intérêt spécial.

Dans ces trois autopsies, la sous-clavière est déplacée, élevée plus ou moins, et déborde le muscle omoplato-hyoïdien. Elle est d'abord démasquée de derrière la clavicule, puis elle est plus superficielle. Enfin elle est sinueuse ; trop longue pour son trajet.

Ces dispositions expliquent suffisamment les battements qu'on transmet à la région.

Quant au double choc vibratoire et au double souffle, ils paraissent plus indépendants de l'état de l'orifice aortique que de la dilatation de l'aorte.

Qu'il y ait ou non sténose de l'orifice artériel, dès qu'il existe une ectasie aortique, par là même, l'orifice est relativement retréci, et le premier bruit est couvert par un souffle d'une intensité, d'un timbre variable, mais qui traduira toujours les vibrations de l'ondée sanguine passant dans un conduit de calibre irrégulier ; ces vibrations sont nécessairement perçues par le doigt et par l'oreille sur les artères rapprochées du cou.

Le souffle et l'impulsion en retour, signalés au second temps, peuvent également se produire, indépendamment d'une insuffisance aortique. En effet, les parois de la dilatation, vraie ou anévrysmale, ont perdu leur élasticité ; sous l'ondée ventriculaire, elles se laissent distendre en même temps que tout le système artériel. Mais, dès que la force impulsive du cœur est épuisée, par l'effet de l'inertie de ses parois, la tension artérielle est moindre.

Le reflux dans la dilatation d'une partie du sang contenu dans les artères voisines, résulte forcément de cette répartition inégale de la tension sanguine ; c'est ce reflus centripète qui détermine le frémissement et le souffle diastoliques. Cette interprétation est bien vraisemblable en présence du fait signalé dans la seconde observation (frémissements et souffle diastoliques dans la sous-clavière ; second bruit nettement frappé à l'orifice aortique). Elle est confirmée par la quatrième observation, où l'on voit le souffle et le frémissement diastoliques manquer, probablement parce que la cavité de l'anévrysme est comblée en grande partie par des caillots actifs qui ramènent le calibre de l'aorte à ses dimensions normales et changent le vaisseau en un tube absolument rigide et inextensible.

V

Mais à quoi attribuer ce déplacement, cette élévation de la sous-clavière ? Evidemment ce déplacement est dû à l'élévation de la paroi supérieure de l'aorte. C'est surtout sur la convexité de la courbure aortique que porte la dilation. Cela résulte de l'autopsie, et d'ailleurs, négligeant la tension artérielle égale partout, c'est sur cette partie du vaisseau que vient se briser la colonne liquide injectée par le ventricule. Elle est forcément plus allongée que la paroi inférieure qui n'éprouve que bien moins le choc de l'ondée sanguine.

Cette élévation de la courbure de l'aorte donne aux troncs artériels qu'elle fournit un excès de longueur entre leur origine et le point où ils sont fixés ; pour les carotides, le trajet est étendu, et l'excès, se répartissant sur une grande longueur, est compensé par quelques sinuosités. Pour les sous-clavières, il n'en est pas de même ; elles doivent décrire une courbe rapide avant de s'engager dans l'interstice des scalènes. A chaque contraction du cœur, elles tendent à redresser cette courbure ; elles battent le tissu cellulaire qui les fixe sur la première côte ; l'allongent en bas, le dépriment en haut, finissant par se faire une sorte de loge entre les deux muscles, et par s'éloigner de la côte. Quand la lésion est plus avancée, quand elles ont acquis une certaine laxité dans leurs rapports avec les plans voisins, elles répartissent un peu de leurs excès de longueur sur leur trajet sus-claviculaire et décrivent cette courbe, dont le sommet déborde le muscle omoplato-hyoïdien. C'est alors qu'elles ébranlent la région sus-claviculaire par des pulsations manifestes.

Si la dilatation porte également sur toute la convexité de la courbure aortique, les sous-clavières, les carotides sont également sinueuses des deux côtés ; c'est ce que l'on voit dans les quatrième et cinquième observations.

Si l'allongement porte surtout sur la portion initiale de cette paroi, le tronc brachio-céphalique est seul déplacé ; la sous-clavière droite et la carotide droite sont sinueuses, tandis que leurs symétriques n'ont pas abandonné leurs rapports normaux. C'est ce qui s'est produit dans la sixième observation.

VI

Nous n'avons trouvé nulle part la description de ce déplacement de la sous-clavière, dont le critérium est l'inefficacité de la compression sur la première côte, en arrière et en dehors du tubercule du scalène antérieur.

Comme nous ne l'avons remarqué que chez des individus affectés de dilatation aortique, ce que d'ailleurs les lésions anatomiques, nécessaires à sa production, expliquent parfaitement, nous pensons que la constatation de ce fait peut servir au diagnostic de l'ectasie aortique; que l'appréciation de son étendue, de sa présence à droite seulement ou des deux côtés, peut donner des indications précieuses sur la forme et le volume de la dilatation; que l'absence de vibration et de souffle diastoliques peut faire supposer que la poche se comble de caillots, tandis que ces deux signes n'indiquent pas nécessairement de l'insuffisance aortique.

Il nous paraît possible d'attribuer les douleurs ressenties à la partie antérieure et supérieure de la poitrine et dans les membres supérieurs, par certains malades affectés de dilatation de l'aorte, à la compression, à l'excitation des dernières branches du plexus brachial, battu par l'artère soulevée.

En terminant, nous signalons la difficulté que ce déplacement de la sous-clavière peut apporter à la compression, surtout à la ligature de l'artère, et l'indication, en pareil cas, est de chercher le vaisseau très-haut dans la région cervicale en suivant le plan externe des scalènes.

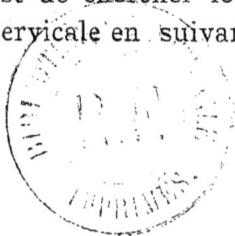

A. Parent, imprimeur de la Faculté de Médecine, rue M.-le-Prince, 31.

www.ingramcontent.com/pod-product-compliance
Lightning Source LLC
Chambersburg PA
CBHW060505210326
41520CB00015B/4110